CONGRÈS SCIENTIFIQUE DE FRANCE

38ᵉ Session tenue à Saint-Brieuc
DU 1ᵉʳ AU 11 JUILLET 1872

MÉMOIRE

PRÉSENTÉ

AUX 2ᵉ ET 3ᵉ SECTIONS DU CONGRÈS

Agriculture,
Anthropologie et Sciences médicales

PAR

M. H.-M. TANGUY

Vétérinaire à Landerneau (Finistère).

BREST

TYPOGRAPHIE ET LITHOGRAPHIE J.-P. GADREAU
Rue de la Rampe, 55.

1872

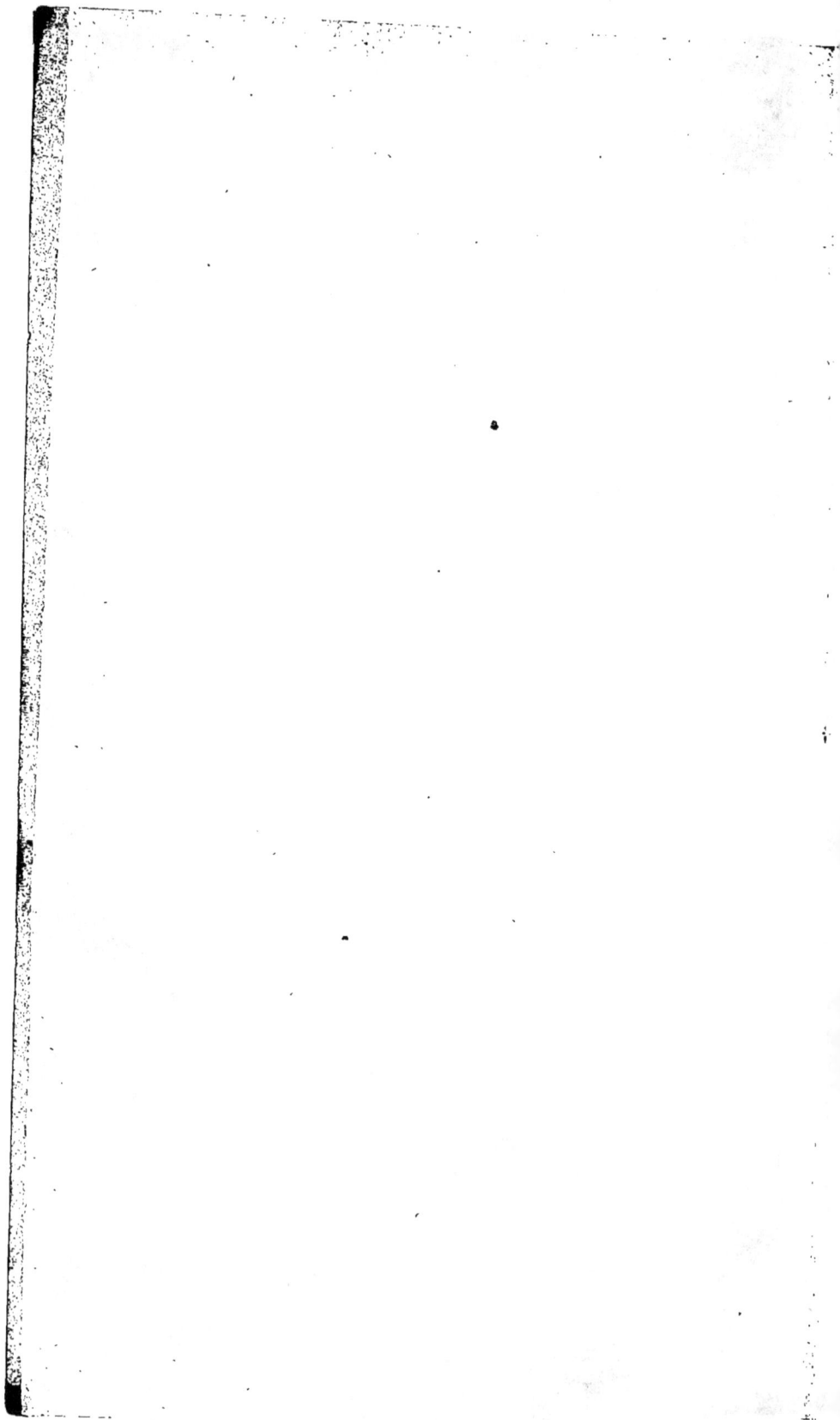

OBSERVATIONS PRATIQUES

DE

Médecine comparée, d'Hygiène publique et de police sanitaire.

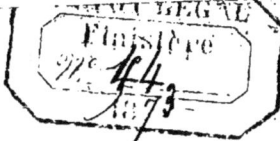

CONGRÈS SCIENTIFIQUE DE FRANCE

38ᵉ Session tenue à Saint-Brieuc
DU 1ᵉʳ AU 11 JUILLET 1872

MÉMOIRE

PRÉSENTÉ

AUX 2ᵉ ET 3ᵉ SECTIONS DU CONGRÈS
(Agriculture,
Anthropologie et Sciences médicales)

PAR

M. H.-M. TANGUY

Vétérinaire à Landerneau (Finistère).

BREST

TYPOGRAPHIE ET LITHOGRAPHIE J.-P. GADREAU
Rue de la Rampe, 55.

—

1872

SOMMAIRE.

OBSERVATIONS PRATIQUES

DE MÉDECINE COMPARÉE, D'HYGIÈNE PUBLIQUE
ET DE POLICE SANITAIRE.

COROLLAIRES.

I.

De quelques Maladies contagieuses des animaux domestiques et de leur transmissibilité à l'homme.

Messieurs,

Je viens appeler l'attention du Congrès sur quelques points de médecine comparée et d'hygiène publique de la plus haute importance. Il m'a paru que les questions que je vais avoir l'honneur d'exposer devant vous, ont été ou trop négligées, ou trop méconnues jusqu'à présent, du moins dans notre pays. Eu égard à l'intérêt immense qu'elles présentent à tous les points de vue, il y aurait eu convenance à traiter chacune d'elle avec les développements que toutes comportent. Mais mon but à moi, (heureux si j'y puis parvenir), n'est autre que d'attirer l'attention des hommes d'étude, des administrateurs, des médecins, des vétérinaires, des agronomes, etc., sur les redoutables problèmes qui surgissent d'eux-mêmes des faits dont l'examen va suivre.

Les animaux domestiques de la Bretagne sont souvent sujets aux atteintes de certaines maladies dont les causes présentent une grande similitude avec celles des affections du même genre sévissant sur l'homme.

Ainsi en est-il, par exemple, du charbon et de la fièvre charbonneuse des espèces bovine et porcine, d'une part, et, d'autre part, de la fièvre typhoïde de l'homme.

D'autres maladies sont absolument identiques dans leurs causes, dans leurs symptômes, dans leurs effets, dans les lésions qu'on remarque après la mort, comme la phthisie que détermine la tuberculose chez l'homme et chez le bœuf.

D'autres affections encore se manifestent d'une manière différente, mais elles ont entre elles des rapports de causes à effets dont il est tout à fait important de déterminer la nature. Tel est le cysticerque du porc (ladrerie), ou le cœnure des ruminants produisant le ver solitaire chez l'homme.

D'autres enfin, peu connues et peu étudiées jusqu'à ce jour, amènent des résultats tout à fait inattendus, dont sont parfois victimes, à leur grand étonnement, les agriculteurs progressistes qui s'adonnent avec une ardeur irréfléchie et privée d'expérience, à la pratique des défrichements entrepris de toutes pièces, en dehors de certaines conditions préalables et sur une étendue trop grande.

Voilà, messieurs, les principaux cas que je me propose de passer en revue, moins, je le répète, pour en faire une étude détaillée sous le rapport médical que pour en esquisser à grands traits les caractères généraux et différentiels, tels qu'ils se présentent dans nos pays, ou du moins tels qu'il m'a été donné de les observer bien des fois depuis 15 ans.

Je sais quelles sont les objections et quelles sont même les reproches qu'on pourrait adresser à mon travail au nom de la rigoureuse exactitude scientifique qu'on exige aujourd'hui des productions du genre de celle que j'ai l'honneur de soumettre à vos appréciations. Mais permettez-moi, messieurs, d'aller au-devant de ces reproches et de ces objections en réclamant toute votre bienveillante indulgence en faveur d'un modeste praticien de campagne qui n'a guère d'autre instrument d'investigation que ses yeux, ses mains et sa bonne volonté. Éloigné des grandes villes où l'on trouve aisément l'occasion de faire usage du microscope, où les analyses chimiques peuvent venir si puissamment en aide à l'explorateur sagace qui cherche avec obstination la raison des choses, où les avis et les conseils de l'expérience ne font jamais défaut, je suis, quant à moi, obligé de me borner à la seule observation objective, et, pour ainsi dire, empirique des faits.

Aussi, n'eût été la conviction intime de l'extrême utilité et même de l'urgence de ma communication au point de vue de l'hygiène et de la santé publiques, je me serais assurément abstenu de venir abuser des précieux moments du Congrès.

Je me propose, par ce travail, de répondre aux questions VI, VII, VIII et IX du programme du Congrès, section 3. (*Voir à la fin.*)

II.

La fièvre charbonneuse et la fièvre typhoïde en Cornouaille et en Léon.

AFFINITÉS DE CAUSES, DE FORMES ET D'EFFETS.

Il y a encore beaucoup de gens qui doutent de la réalité des explosions charbonneuses en Bretagne. Il est vrai que certaine théorie médicale attribue aux terrains calcaires exclusivement le triste privilége de voirnaître et se propager le charbon. Mais que ceux-là qui nient l'existence de cette grave affection dans nos contrées viennent passer six mois en Cornouaille ou dans certaines contrées du Léon, et je leur garantis qu'avant peu ils seront pleinement édifiés à cet égard.

Dans une pratique vétérinaire datant de plus de douze années dans le Finistère, j'ai eu bien souvent à observer le charbon enzootique, soit en Cornouaille, soit en Léon.

Et chose remarquable, partout où j'ai vu cette maladie, le médecin de l'homme avait déjà été appelé, ou devait l'être bientôt, pour constater soit la dyssenterie épidémique, soit la fièvre typhoïde endémique.

Autre observation : dans les débuts de ma pratique en Cornouaille, vers le milieu de l'année

1859, je commis une erreur grave de diagnostic en méconnaissant la nature vraie de la fièvre charbonneuse.

Cette erreur tint à cet autre fait également très notable, c'est que le mode de manifestation du charbon sur nos terrains primitifs et dans nos pays à sols tourmentés, est totalement différent de ce qu'on le voit dans les pays de plaine à sol calcaire. On dirait qu'en outre des caractères propres de la maladie, celle-ci revêt encore un cachet particulier quelquefois prédominant, *une sorte de couleur locale,* si je puis ainsi m'exprimer, toujours la même dans les conditions analogues. Ainsi, en relisant le beau rapport de MM. H. Bouley et A. Sanson, sur le *mal de montagne* en Auvergne, il m'a semblé me retrouver en présence de mes bœufs cornouaillais atteints du charbon.

Non-seulement la forme externe du charbon qui se révèle par des tumeurs plus ou moins volumineuses, plus ou moins circonscrites dans les diverses régions du corps, forme si fréquente dans certaines contrées de la France, faisait à peu près défaut chez nous, mais même quand d'aventure elle se manifestait, le pronostic était toujours plus favorable que dans les autres cas.

Bien plus, dans la plupart des autopsies que j'ai pratiquées, et j'ai ouvert un très grand nombre de cadavres, les lésions du sang et de la rate, données comme signes classiques, comme signes certains, positifs, indubitables, me faisaient absolument défaut. Par exemple, le sang qui doit toujours, d'après les pathologistes les plus autorisés, se montrer noir, diffluent, poisseux, colorant d'une manière intense les tissus blancs, comme les parois des artères, n'offrait, du moins dans son aspect physique, aucune modification apparente.

De même de la rate qui, au lieu d'avoir doublé ou triplé de volume et transformé son tissu en matière noire, liquide, friable, boueuse (boue splénique), apparaissait souvent avec ses caractères normaux, et cela dans des cas où l'inoculation de la pustule maligne à l'homme ne permettait plus de douter de la nature vraie de la maladie.

Ce fut d'ailleurs, par suite de ces apparitions réitérées de la pustule maligne, et même par des cas de transmission directe de la fièvre interne à plusieurs personnes (hommes et femmes), que j'en vins, à la fin, à asseoir ma conviction, que l'opinion émise par feu Eléouet, mon savant confrère de Morlaix, tint longtemps en suspens.

Je venais alors d'arriver à Carhaix, et dans l'embarras extrême où je me trouvais, j'avais prié M. le baron Richard, préfet du Finistère à cette époque, d'envoyer sur les lieux un vétérinaire qui pût m'aider de ses conseils et de sa longue expérience.

Eléouët vint. Mais mon honorable et regretté confrère avait fait ses études médicales à l'école d'Alfort, au temps où la doctrine physiologique régnaient dans les écoles. Par suite, il est resté, pendant toute sa vie, imbu des idées broussaisiennes, et en présence de l'enzootie qui sévissait à Carhaix, il crut à une nouvelle invasion de la gastro-entérite de 1825. Quant à la contagion, il la niait énergiquement, et moi-même, je n'avais pas encore eu en ce moment là (Août 1859) occasion de l'observer.

Depuis cette époque, principalement en 1865-1866, il m'a été donné d'étudier de près cette terrible maladie en Léon. Dans le même temps, mon confrère et ami M. Binet, de Quimperlé, était appelé à l'observer, à son tour, dans les contrées de la haute Cornouaille où j'avais le premier signalé sa présence. Enfin, il y a quelques semaines (Avril et Mai 1872) elle a fait une foudroyante apparition, bientôt comprimée fort heureusement, dans quelques villages de la commune de Trémaouézan, au canton de Landerneau. Mais ici, dans une contrée plus rapprochée du littoral, sur un sol plus calcaire, en pays de plaines, où la culture des légumineuses, du trèfle tout au moins, est commune, j'ai vu reparaître le cortège des signes et symptômes ordinaires ainsi que les classiques lésions qu'on découvre d'habitude à l'autopsie, dans les pays de grande culture, comme la Beauce et la Brie.

En résumé :

1° La fièvre charbonneuse des animaux domestiques se produit, dans le Finistère, à l'état enzootique, et y est très ancienne ;

2° Elle s'y communique à l'homme, soit sous sa forme interne, et elle prend alors le nom populaire de fièvre de cheval, pour mieux exprimer probablement l'intensité des désordres occasionnés, soit sous forme de pustule maligne, ce qui est le cas le plus fréquent et le moins dangereux.

Quelles sont ses causes ?

Sur ce point, j'ai longtemps hésité et j'ai longtemps cherché, et ce n'est qu'après avoir résolument écarté l'influence de mes souvenirs d'école, que je suis enfin parvenu à me créer une opinion très accentuée, très nette, très précise. Les causes du charbon, en Bretagne, sont dans le défaut absolu d'hygiène, dans l'insalubrité des habitations, dans la présence de mares infectes au voisinage de ces habitations. Or, il arrive que les explosions de fièvre typhoïde chez les hommes, si fréquentes dans nos campagnes, se manifestent exactement dans les mêmes circonstances, dans les mêmes conditions. Partout où vous verrez, dans nos contrées, un homme atteint de la fièvre typhoïde, cherchez les causes, et, toujours, toujours vous trouverez au voisinage d'une habitation ancienne, basse d'étage, bâtie souvent en contrebas du sol, encombrée à l'intérieur, ne recevant le jour et l'air du dehors que par des ouvertures petites, étroites, insuffisantes ; partout, dis-je, vous trouverez des fumiers amoncelés devant les portes et sous les fenêtres, et non loin de là, une mare infecte contenant le déliquium putride des produits animaux de l'homme et de la bête, d'où sortent à certaines heures de la journée ces émanations délétères et pernicieuses, causes de tant de malheurs si faciles à éviter pourtant.

Je m'arrête ici, messieurs, car je crois avoir établi d'une manière certaine, selon ce que je m'étais promis, les quatre points principaux sur lesquels le doute a régné trop longtemps dans les esprits, savoir :

1° La certitude de l'existence sur notre sol à base de granit, de la fièvre charbonneuse des animaux domestiques ;

2° Le caractère différentiel de la symptômatologie du charbon, suivant les lieux ;

3° La nature incontestable des causes de cette maladie ;

4° L'analogie évidente entre ces causes et celles de la fièvre typhoïde de l'homme, d'où sans doute est née aussi l'analogie frappante entre les symptômes du charbon et ceux de la fièvre typhoïde, ainsi que la similitude des lésions et l'identité des propriétés contagieuses, plus accusées néanmoins dans le charbon que dans la fièvre typhoïde, toutes circonstances qui tendraient à justifier, dans une certaine mesure, l'opinion émise par quelques-uns touchant l'identité de nature de ces deux maladies.

Quant à moi, sans aller tout à fait jusque-là, et faisant la part des phénomènes distincts qui sont propres exclusivement à chacune de ces deux maladies, telle par exemple, que la *pustule maligne*, qui n'est jamais le produit de la fièvre typhoïde, je ne puis, en raison des nombreux caractères de ressemblance qu'elles présentent, ne pas les placer dans le même groupe, ou si l'on veut, dans la même famille. Il y a entre elles un degré de parenté très rapproché, cela est évident ; mais cette parenté ne va pourtant pas jusqu'à l'identité parfaite, si ce n'est néanmoins en ce qui concerne la nature des causes, comme je l'ai expliqué plus haut.

Je crois d'ailleurs être, sur ce point, en conformité d'idées et d'opinion avec la grande majorité des pathologistes qui se sont occupés de jeter quelque jour sur ces questions encore obscures, et parmi eux, je me fais un plaisir et un devoir de citer l'honorable M. St-Cyr, professeur de clinique à l'école de Lyon, dont les bienveillantes communications m'ont été si utiles pour la rédaction de ce travail.

Maintenant, pour ce qui regarde les conséquences à déduire de l'exposé qui vient d'être fait, tant au point de vue de la pratique médicale de l'homme et des animaux, qu'à celui de l'hygiène publique, il me semble qu'elles ressortent trop claires et trop évidentes pour qu'il y ait lieu de nous y arrêter autrement. Mais je veux, pour terminer, répondre directement à une question du programme du Congrès, relative à l'usage à faire des viandes provenant d'animaux morts par suite de maladies contagieuses.

Je crois à l'innocuité parfaite de toutes les viandes non putréfiées, qui ont subi la cuisson au degré convenable. « Le feu purifie tout, » a-t-on dit, et c'est vrai. Je ne verrais donc pas la nécessité de recourir à une réglementation quelconque, si nous n'avions à préserver les imprudents, et à nous préserver nous-mêmes, des dangers des manipulations des chairs charbonneuses. Là, en effet, est toute la question, si je m'en rapporte aux cas nombreux de pustule maligne que j'ai recueillis dans ma pratique.

Du reste, l'opinion que je formule, touchant l'innocuité des viandes charbonneuses, est confirmée dans la note présentée à l'Académie des Sciences par M. Colin (d'Alfort), le 18 Janvier 1869.

M. Colin, qui reconnaît aussi l'innocuité des matières charbonneuses introduites dans les voies digestives, se demande à quoi il faut attribuer ce privilége :

« Est-ce à la non-absorption des principes « virulents, ou à leur altération par le suc gas- « trique, ou par les liquides intestinaux, altéra- « tions qui les dépouillent de leur activité ?

« Il n'est pas improbable que les matières « virulentes du charbon se comportent comme les « venins et certains poisons, tel que le curare, « qui demeurent sans action dans le tube intes- « tinal, sans qu'on connaisse exactement la « raison de ce fait exceptionnel. Mais il est cer- « tain que les sucs digestifs enlèvent à la chair « et au sang leur propriété contagifère….. C'est « donc surtout à l'action du suc gastrique que « les matières virulentes doivent l'innocuité « qu'elles acquièrent dans l'appareil digestif, « innocuité que la cuisson parfaite peut aussi « communiquer. »

(V. *Recueil de Médecine vétérinaire*, année 1869, p. 191).

Ajoutons, au surplus, que dans les pays où le charbon est enzootique, comme la Beauce et la Brie, il est des villages où l'on fait constam- ment usage des viandes contaminées, sans qu'on y ait jamais remarqué aucun accident. Mais, dans tous les cas, il y a lieu de tenir compte des grandes facilités de transmission du virus charbonneux par les manipulations obli- gées, soit des cadavres d'animaux abattus, soit des portions de viandes à préparer pour la cuisson.

III.

De la Phthisie tuberculeuse chez l'homme et chez le bœuf.

QUESTION D'IDENTITÉ.

Au début de toute étude comparée de la phthisie tuberculeuse chez l'homme et chez les animaux domestiques, se pose désormais une question préalable dont la solution anticipée domine toute discussion ultérieure. Cette question est celle de l'identité de la tuberculose de l'homme et des animaux, du bœuf tout au moins.

Eh bien, messieurs, quand on habite, comme je le fais, comme nous le faisons, beaucoup d'entre nous, la Basse-Bretagne, c'est-à-dire la mère-patrie de la phthisie pulmonaire, la réponse n'est ni hésitante ni difficile ; elle vient d'instinct sur les lèvres, et pour ainsi dire *à priori.*

Mais quand on a eu connaissance des grands débats soulevés, il y a quelques années, au sein de l'Académie de Médecine par M. Villemin (du Val-de-Grâce) ; après s'être initié aux recherches et aux expériences si complètes de MM. Colin, Davaine, H. Bouley, et surtout à celles de M. Chauveau (de Lyon), il ne me paraît plus qu'il soit désormais possible de douter de la réponse à faire alors *à posteriori*.

Donc, il m'est permis de poser à la base de ce travail, à titre de principes acquis irréfutablement à la science et à la pratique, les trois faits suivants :

1° La phthisie tuberculeuse de l'homme et celle du bœuf, sont une seule et même maladie ;

2° La contagiosité de la tuberculose se manifeste d'un sujet d'une espèce à un sujet de la même espèce, ou bien d'un sujet d'une espèce à un sujet d'une espèce différente ; soit, par exemple, pour le premier cas, de l'homme à l'homme ou du bœuf au bœuf, et, pour le second cas, de l'homme au bœuf, ou inversement, du bœuf à l'homme ;

3° Cette propriété contagieuse peut se révéler par voie d'infection médiate et par voie d'infection immédiate, — par transmission congéniale et héréditaire, — par cohabitation, — par inoculation directe, — par ingestion respiratoire ou digestive, etc.

Voyons maintenant quelles sont les causes de la phthisie, si fréquente chez nos animaux domestiques, et fréquente aussi, paraît-il, dans quelques espèces vivant à l'état sauvage.

D'abord, nous trouvons l'hérédité, cause énoncée plus haut, puis le tempérament faible, mou, lymphatique ; — la conformation défectueuse du thorax chez les individus à poitrine étroite, petite et serrée ; — les habitations humides dans les bas-fonds, ou bien celles qui sont exposées, sur les coteaux, sans abri, aux brusques variations de température ; — la nourriture insuffisante, les arrêts de transpiration que M. Lafosse (de Toulouse) considère comme la première cause occasionnelle des tubercules ; — les inflammations aiguës, etc. — Dans l'homme on admet encore d'autres causes, dont nous n'avons pas à nous occuper ici.

Mais pour l'espèce bovine il faut faire entrer en ligne de compte, avec tous les observateurs attentifs, l'exercice immodéré de la sécrétion actée qui fait, dit M. Lafosse, que « la plupart « des vaches laitières des nourrisseurs des gran- « des villes succombent à cette maladie, ou pré- « sentent des tubercules dans divers organes « lorsqu'on les livre à la boucherie. » (V. *Traité de Pathologie vétérinaire*, t. 1er, p. 432.)

Cependant les auteurs du *Dictionnaire de Lyon* constatent que les vaches des montagnes sont aussi quelquefois atteintes de tubercules.

Pour nous, messieurs, nous constatons que ce sont surtout les vaches et bœufs de la partie montagneuse de notre pays qui sont le plus souvent affectés de la phthisie. Nous remarquons que cette fréquence extrême de la production des tubercules chez nos troupeaux, élève à un nombre énorme la proportion des animaux malades aux animaux sains, nombre tel que, s'il ne nous est pas possible de fixer le chiffre exact de cette proportionnalité, nous pouvons cependant affirmer, sans crainte de nous tromper beaucoup et sans crainte aussi d'être contredit par les agriculteurs qui ont observé quelque peu sérieusement, que toute vache ayant atteint l'âge de huit ans est actuellement phthisique ou va le devenir bientôt.

Dans les contrées du littoral, sur les bords de la mer, la redoutable affection paraît moins fréquente, mais cependant on l'y rencontre également sur une assez grande échelle, de telle façon même que tout ce que nous disons du bœuf de la Cornouaille s'applique avec exactitude à celui des pays de Léon et de Tréguier.

Si maintenant nous rapprochons entre elles toutes les données qui précèdent, nous arrivons à découvrir tout de suite les rapports d'étroite connexité qui les relient. Nulle part, en effet, les causes de la phthisie ne sont plus nombreuses ni plus multipliées, car outre les causes d'hérédité et de contagion, nous retrouvons chez nos bêtes toutes celles qui dérivent des vices de

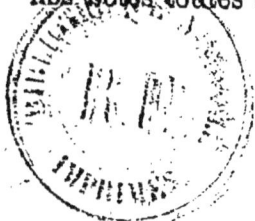

2

conformation du lymphatisme, du tempérament, de l'insalubrité des habitations, de l'insuf-
sance de la nourriture, et, enfin, en première
ligne, cette cause par excellence que M. Lafosse
regarde comme déterminante sur les vaches des
grandes villes, l'abus, l'exagération forcée de la
sécrétion du lait.

D'un autre côté, la rusticité tant vantée de
notre race bretonne pie-noire, *la seule qui soit,
en Bretagne race pure*, n'aboutit guère, dans les
conditions misérables qui sont faites à ces pau-
vres bêtes, qu'à hâter l'apparition des phénomènes pathologiques de la tuberculose.

C'est en effet sur les animaux de la race pie-
noire que la maladie frappe avec le plus d'intensité, et elle présente alors un caractère bien
singulier et bien remarquable par l'extrême len-
teur avec laquelle s'opèrent, dans la plupart des
cas, l'évolution des diverses phases de transformations des tubercules. Il n'est pas rare de
rencontrer chez nous des vaches âgées de 15 à
20 ans qui sont phthisiques depuis une période
de 10 à 12 ans, et chez lesquelles beaucoup de
tubercules sont encore à l'état de crudité.

Toutefois, la grande facilité à contracter la
phthisie n'est pas un privilège exclusif de la race
bretonne. Les animaux de Durham, pur-sang ou
très-rapprochés du sang, montrent à cet égard,
dans les mêmes circonstances, des prédisposi-
tions incontestables. J'ai, par devers moi, plusieurs faits d'observation clinique qui confirment
pleinement et entièrement la justesse de ces
appréciations.

En 1863, je fus appelé à étudier l'état sanitaire
d'un groupe de bêtes de race pure Durham, introduites depuis peu sur le versant Nord des
Montagnes-Noires. Peu de temps après leur arrivée, tous les signes et symptômes les plus
évidents de la phthisie se manifestèrent sur le
troupeau. Le propriétaire consentit, sur ma demande, à faire abattre une vache très malade,
et, à l'autopsie, nous pûmes constater dans le
tissu des poumons des cavernes d'une étendue

et d'une profondeur peu communes, ce qui n'est pas toujours le cas pour les vaches bretonnes, loin de là. Quoi qu'il en soit, l'autopsie me fit voir que si la maladie existait en germe chez la vache en question, longtemps peut-être avant son arrivée dans la montagne, le séjour qu'elle y fit précipita les accidents, et eût amené la mort à bref délai, si le sacrifice de la bête n'avait pas été préalablement prescrit. Au surplus, le reste du troupeau, jeunes et vieux, fut décimé dans l'espace de 6 à 8 mois.

Tous ces faits concordent d'ailleurs parfaitement avec les données de la physiologie, et j'ajouterai, de plus, qu'ils sont aussi en rapports constants avec ceux que l'on observe sur l'espèce humaine, dans les montagnes de la Cornouaille, même dans des conditions d'habitat et d'hygiène qui sembleraient souvent devoir écarter l'idée de l'existence de la phthisie pulmonaire.

D'où il résulte, à mon sens, qu'il faut bien conclure de là à des rapports certains de causes à effets entre la phthisie chez l'homme et la phthisie chez le bœuf.

A vrai dire, messieurs, cette opinion, qui est aujourd'hui la mienne, cette conviction très arrêtée dans ma pensée, je ne l'ai pas acquise du premier coup. Ce n'est que par une longue suite d'observations répétées, par des faits successifs s'accumulant sans cesse, toujours plus nombreux et toujours plus probants, qu'un soupçon, vague d'abord, pénétra dans mon esprit. Puis ce soupçon prit corps avec les années, et enfin, de doute qu'il était, se transforma en certitude, lorsque je pus appliquer dans mon rayon d'exercice les remarques de M. Villemin et les résultats des expériences de MM. Colin (d'Alfort) et Chauveau.

Si maintenant je résume toute ma pensée sur les propriétés de la tuberculose en Bretagne, je dirai, pour conclure, que cette maladie rencontre chez nous les conditions les plus favorables à son développement spontané, soit chez l'homme, soit chez les animaux, mais que dès qu'elle s'est spontanément produite, elle y trouve aussi les conditions les plus sûres de propagation par contagion infectieuse, c'est-à-dire que pas plus que pour la question d'identité, il n'est possible de nier les rapports de causes à effets entre la phthisie du bœuf et celle de l'homme.

De là, des conséquences dont l'extrême gravité devient évidente. Car du moment où l'on est conduit à admettre l'identité de la tuberculose chez l'homme et chez le bœuf, on doit nécessairement reconnaître l'extrême probabilité de l'action réciproque de l'un sur l'autre, c'est-à-dire qu'on est obligé d'admettre, *à priori*, la quasi certitude de la possibilité d'infection tuberculeuse de l'homme par le bœuf et du bœuf par l'homme.

Cette question est malheureusement hors de doute aujourd'hui. La certitude acquise à cet égard ne peut être niée par nul de ceux qui ont suivi, et les débats si intéressants soulevés par M. Villemin à l'Académie de Médecine, et les expériences directes entreprises et poursuivies jusqu'en ces derniers temps (V. *Gazette hebdomadaire*, Avril 1872) par M. Chauveau à l'école de Lyon.

M. Chauveau, en effet, a choisi *onze animaux* de l'espèce bovine parfaitement bien portants et dans des conditions d'âge et d'hygiène où la tuberculose est extrêmement rare.

« Les uns ont choisi la matière tuberculeuse
« empruntée à des vaches phthisiques, les au-
« tres de la matière fournie par l'espèce humaine
« et extraite des poumons atteints de granulie
« avec ou sans pneumonie caséeuse. Quelques
« animaux ont pris jusqu'à quatre fois, en quinze
« jours, de grandes quantités de matières (50 à
« 100 grammes chaque fois). D'autres n'en ont
« pris qu'une fois en petite quantité.
« La durée la plus longue de l'expérience a
« été de trois mois et demi. Quelques animaux
« ont été sacrifiés au bout d'un mois.
« *Aucun sujet n'a échappé à l'infection.*

« Elle s'est traduite chez *tous* par des lésions
« trouvées, à l'autopsie, légères chez les u.is et
« chez les autres véritablement *épouvantables...* »

Ainsi, nul ne peut aujourd'hui contester avec
raison les relations de causes à effets entre la
production de la tuberculose chez l'homme et
la même maladie chez l'espèce bovine. Les
recherches du savant professeur de Lyon ont
mis hors de doute ce point de pathologie comparée dont les suites sont d'une déduction iné-
luctable. D'ailleurs, on savait déjà par les observations de Gerlach, à l'Ecole vétérinaire de
Berlin, que l'usage trop prolongé du lait provenant de vaches ultra-phthisiques provoque la
phthisie chez l'espèce humaine.

Quel problème pour nous, habitants du pays
breton, que celui qui a pour solution dans
l'avenir la disparition de cette affreuse maladie !

Ah ! vraiment, cette tâche qui s'impose à nos
efforts est grande et difficile, et nous ne saurions
trop appliquer nos soins, nos études et nos méditations, pour parvenir à découvrir les moyens
de préservation contre ce fléau qui ne peut se
guérir, quoi qu'on fasse.

C'est là une question sur laquelle je me propose de revenir plus tard, lorsque les expériences
en cours d'exécution, entreprises par M. Chauveau, auront reçu la publicité que leur auteur
se propose de leur donner bientôt.

Nous pourrons alors asseoir un jugement
solide et une appréciation exacte de la situation
sur des données positives. Jusque là, je pense
qu'il y a lieu de surseoir à toute indication pratique d'hygiène et de police sanitaire autre que
celles qui découlent, comme de source, des considérations qui précèdent.

IV.

De la ladrerie du porc et du ver solitaire de l'homme.

LA CAUSE ET L'EFFET.

La troisième maladie sur laquelle je veux soumettre au jugement du Congrès quelques appréciations pratiques, c'est, je l'ai déjà dit, la ladrerie du porc et une autre maladie du même genre qui n'a pas encore reçu le nom de ladrerie, mais qui reconnaît exactement la même cause chez nos ruminants domestiques.

Tout le monde sait que la ladrerie du porc est déterminée par la présence dans les tissus vivants, principalement dans la substance des muscles et de la graisse, d'une sorte de ver en forme de petite vessie ou d'ampoule remplie d'un liquide transparent, constituée par un sac à parois diaphanes qui, lorsque l'helminthe est bien développé, laisse apercevoir sur l'un des points de sa membrane un corps blanchâtre, opaque, faisant saillie à la surface de l'ampoule. Examiné de plus près, on reconnaît bientôt que ce corps présente tous les caractères de la tête d'un tœnia armé ou ver solitaire, *tœnia solium* des naturalistes.

Eh bien! cette ampoule n'est autre chose

qu'un cysticerque (*cysticercus cellulosœ*) qui par suite de son ingestion dans l'estomac de l'homme, et de là dans son intestin, deviendra bientôt le *ver solitaire*.

Grâces aux travaux des naturalistes contemporains, aux recherches patientes des Allemands Kuchenmeister, Leukart, Siébold, etc., grâces aux belles observations de M. Van Bénéden, en Belgique, de M. Humbert, à Genève, de M. Baillet, à l'Ecole d'Alfort, etc., on connaît aujourd'hui toutes les phases des transformations subies par le tœnia avant de parvenir à son état de ver rubanaire parfait. Il n'existe plus aucun doute à l'endroit de la génération du tœnia lui-même, et l'on sait que le cysticerque du porc ne représente que l'une des formes que le tœnia doit revêtir dans ses métamorphoses successives. Pour la plus entière intelligence de la génération du tœnia dans l'intestin de l'homme, permettez-moi, messieurs, de résumer ici en quelques mots, d'après MM. Van Bénéden et Baillet, les diverses transformations éprouvées par le tœnia et ses migrations dans des organismes différents, depuis le moment de sa sortie de l'œuf jusqu'à celui où il est enfin constitué ver rubanaire complet, c'est-à-dire, encore une fois, ver solitaire.

Lorsque le cysticerque du porc est ingéré dans l'estomac de l'homme, l'ampoule qui le forme ne tarde pas à se détruire, et alors le corps opaque dont nous avons parlé ci-dessus, passe dans l'intestin, s'y accroche, et laisse se former en arrière de lui-même cette succession d'anneaux aplatis qui vont s'élargissant et se complétant à mesure qu'ils s'éloignent de la tête. Lorsque le ver a atteint l'apogée de son développement, M. Van Bénéden lui donne le nom de *strobile* ou *strobila*. Or le strobile ne tarde pas à voir se détacher de lui-même, d'abord le dernier anneau du long ruban qu'il a formé, et ainsi des autres anneaux, au fur et à mesure de leur maturité. Mais ces anneaux, arrivés à maturité, appelés *proglottis*, contiennent des myriades d'œufs fécondés, lesquels seront détruits en grande partie après la sortie du proglottis de l'intestin, et en partie absorbés parmi les aliments donnés aux animaux. Notons bien que pour pouvoir éclore, il est absolument indispensable que les œufs du *proglottis* trouvent à pénétrer dans un organisme différent de celui où ils ont reçu naissance.

Mais quand enfin ceux-ci sont éclos, alors ils mettent en liberté un animal microscopique, un *proscolex*, qui mesure à peine le volume d'un globule sanguin, et qui pourtant est armé d'un appareil formidable pour pouvoir pénétrer dans la profondeur des organes, où il ne tarde pas à devenir *cysticerque*.

Voilà donc bien défini le mode de génération du ver solitaire, et désormais on saura, à n'en pas douter, que ce ver est apporté dans l'intestin de l'homme par suite de la consommation de viande de porc ladre qui n'aura pas subi une cuisson suffisante.

En voici des preuves scientifiques :

En 1854, M. Humbert (de Genève), voulant éclairer ce point d'histoire naturelle médicale, assez obscur jusqu'alors, se fit apporter de la viande fraîche de porc ladre, et après en avoir extrait, avec soin, quatorze cysticerques, il les avala. Il fut, en peu de temps, affecté du ver solitaire dont il eut, dit-on, quelque peine à se débarrasser.

M. Van Bénéden a fait des expériences en sens inverse. Il a donné à des porcs des *proglottis* détachés du *strobile* de l'homme ; il a ainsi occasionné la ladrerie chez ces animaux.

L'an passé, quand après la guerre, nos soldats prisonniers en Allemagne rentrèrent en France, un grand nombre d'entre eux hébergeaient le ver solitaire, toujours par suite de l'ingestion de viande de porc peu cuite ou crue.

Je tiens de l'obligeance extrême de M. Constantin, pharmacien à Brest, la relation de quatre faits de ver solitaire observés sur des officiers de la garnison de Brest, dont l'un, malgré les doses considérables de kousso qui lui ont été administrées, serait encore en ce moment (fin Juin 1872) l'hôte involontaire de ce sujet fort incommode.

Depuis quelques années, la pratique médicale chez l'homme a pris l'habitude de soumettre au régime de la viande crue les gens de faible complexion, les personnes atteintes de la phthisie. Cet usage est cause aussi de l'apparition, chez ceux qui y sont assujettis, du ver solitaire. M. Constantin a encore bien voulu me faire à ce sujet une communication d'autant plus intéressante que le ver solitaire ainsi produit, qui provient du bœuf, n'est probablement pas le même que celui qui est issu du cysticerque du porc. Le premier de ces tœnia est le *tœnia mediocanellata*, différent du *tœnia solium* par l'absence de crochets antérieurs.

Dans deux familles de Brest, quatre personnes ont été astreintes à consommer de la viande de bœuf crue, préparée en boulettes, suivant l'ordonnance. Or, ces quatre personnes ont, elles aussi, subi la visite du ver solitaire, et il est à remarquer que les membres de ces deux familles, ainsi que les gens de leur service, nourries des mêmes viandes cuites, n'ont pas été exposés aux mêmes désagréments.

A ce propos, rappelons ce que dit M. Van Bénéden à l'occasion de la génération du tœnia chez l'homme. Ce célèbre et illustre naturaliste pense « que dans l'état actuel de la science, il « est permis d'affirmer que le *tœnia solium* «, s'introduit dans l'homme par le porc, le *tœnia* « *mediocanellata* par le veau ou par le bœuf, et « le botriocéphale ou tœnia large des anciens « auteurs, par l'eau. »

D'après Leukart, cité par M. Baillet, le cysticerque du *tœnia mediocanellata* se rencontre, en abondance, chez le veau, dans toutes les régions du corps, mais on le trouve surtout dans les muscles du cou et de la poitrine.

Maintenant, messieurs, concluons si vous le voulez bien.

La ladrerie du porc est, en somme, une maladie assez commune en Bretagne, et si le ver solitaire y est moins fréquent, même dans les campagnes, où l'on prend assez peu de précautions pourtant, cela tient à deux causes, d'abord à la salaison profonde des viandes de porc, puis à leur cuisson, qui atteint généralement son plus haut degré.

Mais pour si peu que l'on observe le ver solitaire chez l'homme, il n'en existe cependant pas moins. Et d'ailleurs, qu'on laisse s'étendre, comme en Allemagne et dans quelques contrées du Nord de la France, l'usage des viandes crues ou peu cuites, et l'on risquera beaucoup de voir, avant peu de temps, le ver solitaire se multiplier à l'infini.

Cela ne me paraît pas douteux, après tout ce qui vient d'être rapporté. Il y a donc là un certain danger que nous devons nous attacher à conjurer.

Pour parvenir à ce résultat, pas n'est besoin de recourir à l'arsenal des lois et règlements relatifs à la ladrerie et aux autres maladies réputées contagieuses et transmissibles à l'homme. Il nous suffit de rechercher si la viande de porc ladre est insalubre, quel est son degré d'insalubrité, quelles sont les suites de son ingestion dans l'organisme de l'homme.

Or, ces suites nous les connaissons désormais, c'est l'apparition du *tœnia solium*. Mais le *tœnia solium* lui-même n'est à craindre que si l'on consomme des viandes peu cuites, ou bien, suivant ce que l'on fait dans certains pays, et aussi suivant certaines méthodes nouvelles de thérapeuthiques, si l'on introduit de ces viandes crues dans les préparations culinaires ou médicamenteuses.

D'où il résulte que les mesures à prendre pour se préserver des effets de la ladrerie du porc, sont plutôt du ressort de l'hygiène privée et de l'initiative individuelle que du domaine des pouvoirs publics. Ceux-ci néanmoins doivent veiller autant que possible à signaler aux consommateurs l'état des viandes ladres. Ils doivent même en interdire la vente, si la maladie a atteint son degré ultime et si l'animal qui en est affecté est tout farci de cysticerques. Mais, au début, il il n'y a d'autre inconvénient que celui indiqué plus haut, à laisser consommer de la viande provenant de porc ladre.

Il est vrai que cet inconvénient est assez grave par lui-même. A mon avis, le meilleur moyen de s'en préserver serait de répandre parmi les populations la connaissance exacte des migrations et des métamorphoses des différents ténias, et en particulier du *tœnia solium*.

V.

De la maladie des défrichements.

ANÉMIE IDIOPATHIQUE PRIMITIVE OU ESSENTIELLE.

Le quatrième cas dont je viens vous entretenir n'est pas une maladie anciennement connue, observée de longue date, appréciée de la masse de la population, sinon dans son principe et dans ses causes, au moins dans ses effets ; non, la maladie qui fait l'objet de la quatrième partie de cette étude, est une affection nouvelle, peut-on dire, encore assez ignorée du grand nombre, même de ceux qu'elle intéresse le plus directement. Jusqu'ici elle n'a encore suscité autour d'elle que l'attention de quelques agronomes et de certains vétérinaires, car j'ai hâte de vous le dire, messieurs, cette maladie ressort exclusivement du domaine de la médecine vétérinaire. Elle ne s'attaque, dans nos contrées du moins, qu'aux animaux domestiques.

C'est depuis l'introduction en France, au commencement de ce siècle, sous l'influence des écrits du professeur Gilbert (d'Alfort), des principes de l'assolement alterne et de la culture des plantes fourragères artificielles, qu'on a remarqué les premières apparitions d'une maladie qui a pour caractères principaux : 1° d'occasionner une diminution notable dans la proportion des globules sanguins relativement au sérum ou partie liquide, c'est-à-dire un appauvrissement des éléments constitutifs du sang ; 2° de ne se montrer que chez les animaux nourris et entretenus sur des terrains nouvellement défrichés, ou bien sur ceux qui sont soumis à des cultures nouvelles par suite d'un changement de rotation ; 3° de disparaître assez promptement, non sans toutefois causer de graves dommages aux propriétaires et cultivateurs exploitants.

Comment des cultures de nouvelle création peuvent-elles causer l'anémie essentielle ? Est-ce par suite d'un empoisonnement miasmatique lent, sous l'action de certaines émanations méphitiques sortant des terres anciennes nouvellement défrichées ? C'est possible, et cette hypothèse trouve même d'autant plus de fondement qu'on sait que les pionniers américains, après avoir obtenu une ou deux récoltes sur un terrain donné, s'en vont porter leur charrue plus loin pour se soustraire précisément à cette action tellurique pernicieuse des défrichements nouveaux.

En second lieu, n'est-il pas permis d'admettre que les plantes qui croissent sur ces sols récemment défrichés, ne peuvent y acquérir tout d'abord, quelle que soit l'exubérance de végétation qu'on y remarque, la valeur nutritive maxima dont elles seront pourvues plus tard, et cela parce que ces sols eux-mêmes n'offrent pas encore toutes les conditions nécessaires au plein développement des végétaux ? C'est encore probable, et c'est même, si nous nous en rapportons aux faits recueillis journellement, tant par la pratique agricole que par l'observation médicale vétérinaire, ce qui arrive souvent.

MM. Henry Bouley et Raynal ont observé l'anémie idiopathique chez un fermier dont les terres produisaient des fourrages plus abondants et plus beaux depuis qu'elles avaient été améliorées, et les expériences de M. Magne prouvent

que les plantes trop hâtives, venues sur un
terrain trop dru, ne sont pas, à beaucoup près,
aussi nutritives que celles qui ont mis plus de
temps à se former sur un terrain sec et maigre.
Les premières contiennent beaucoup plus d'eau
de végétation, bien que leur composition chi-
mique soit, par ailleurs, sensiblement la même.
(V. *Nouveau Dictionnaire pratique*, p. 503, v. 1.)

Donc on peut croire, dès à présent, que l'anémie essentielle des animaux, observée, par plusieurs sur les chevaux, mais que je n'ai, pour
ma part, jamais remarqué que sur l'espèce bovine, est due : 1° Aux influences telluriques des
défrichements ; 2° à l'insuffisance des principes
nutritifs des plantes fourragères cultivées sur
ces défrichements.

Notez bien, messieurs, que je dis : *on peut
croire*, car si dans cette étiologie tout est probable, il n'y a cependant rien de certain, rien de
positif jusqu'à présent ; il y reste même encore
plusieurs inconnues à dégager. C'est l'affaire de
l'avenir ; mais en attendant, nous devons y
donner la main et l'esprit autant qu'il est en
nous.

Cela posé, permettez-moi, messieurs, de vous
raconter ce qu'il m'advint, il y a quelques années,
à propos d'un cas d'anémie sur l'espèce bovine,
qui m'avait d'abord fort embarrassé au début.

Un propriétaire du littoral finistérien me fit
un jour appeler pour donner des soins à une
vache atteinte d'une maladie de forme assez
singulière, disait-on. La vache avait bon appétit,
elle mangeait et buvait bien, sa respiration ne
paraissait pas trop gênée ; toutes les autres fonc-
tions physiologiques s'exécutaient suivant un
rythme normal, hors la locomotion qui était
entravée par une boiterie à siége inconnu et
inconstant. Le pouls était lent et mou, les vei-
nes extérieures gonflées et saillantes sous la
peau, les muqueuses externes pâles et décolo-
rées, la maigreur assez grande, sans être exces-
sive, et la faiblesse considérable.

La bête, éprouvant toutes les peines du monde

pour se traîner d'un lieu dans un autre, s'affaissait sur elle-même, fléchissait sur ses genoux, et gardait longtemps cette attitude. Le faciès, d'ailleurs, était bon, la peau souple, le poil toujours assez lisse, et même luisant.

Il y avait déjà plusieurs semaines que cet état de chose durait, et dans la même ferme se trouvaient plusieurs autres vaches qui présentaient cette singularité que toutes avaient été ou étaient encore boiteuses, d'une boiterie à siége également inconnu et à caractère ambulatoire, puisqu'elle se promenait d'un membre à l'autre successivement, sans laisser de traces ni de lésions nulle part.

Lorsque j'arrivai sur les lieux, je rencontrai toutes ces bêtes dans un bois de sapin, attenant à la ferme. Elles broutaient les herbes fines de la montagne avec une avidité et un entrain qui ne permettait aucun doute sur l'excellence de leur appétit. Je remarquai que la vache pour laquelle on m'appelait, était à genoux, le devant abaissé, le train de derrière relevé. « Voilà, me « dit-on, comment elle passe son temps ; elle « mange toujours, et elle maigrit de plus en « plus. »

J'avoue que le cas était assez embarrassant. Il y avait là évidemment maladie, et pourtant il n'y paraissait pas autrement que par la faiblesse de l'appareil locomoteur. Mais quel que fût mon embarras, il fallait bien arriver à une conclusion quelconque sous forme de diagnostic motivé. J'avais été appelé pour cela.

Au cours de mes réflexions, j'en vins à me souvenir que deux ans auparavant j'avais eu à juger un fait à peu près semblable. Deux belles vaches d'origine Durham-bretonne, en âge adulte, achetées au presbytère de Plévin, après la mort du recteur, M. Le Moal, furent transférées à Castellaouënan, dans la montagne, chez M. Maudez Le Cozannet, l'un des premiers agriculteurs du pays de Cornouaille.

Au bout de quelques semaines, l'une de ces vaches tomba boiteuse ; puis l'autre, plus jeune, ne tarda pas à présenter les mêmes symptômes, sans qu'aucune circonstance antérieure ou actuelle pût venir en aide au diagnostic.

Cependant, après une période assez longue d'observation et de traitement *par à peu près*, je finis par me prononcer nettement, et je déclarai que nous avions à faire à l'anémie idiopathique ou essentielle, occasionnée par le transfèrement de ces bêtes d'une localité de culture ancienne sur une terre d'exploitation récente.

Je prescrivis, en conséquence, un traitement approprié qui avait pour base la nourriture avec des fourrages récoltés sur de vieilles terres cultivées depuis longtemps, et en particulier le foin des prairies naturelles, combinée avec des boissons rouillées à la rouille de fer.

Les vaches guérirent.

Or, le nouveau cas que j'avais à étudier présentait pour moi de nombreux points d'analogie avec celui-ci. Comme lui, il se produisait sur une terre nouvellement défrichée; comme lui, il s'attaquait, non pas à des animaux de pure race bretonne, mais bien à des bêtes issues de croisement; comme lui, il se manifestait par les mêmes symptômes extérieurs; d'où cette conclusion, fondée en apparence tout au moins, c'est qu'ici j'avais encore à combattre l'anémie idiopathique primitive ou essentielle.

Mais comment aller dire cela à un propriétaire qui prenait tous les soins possibles de son bétail? Comment aller dire à un cultivateur de premier ordre, qui récoltait les racines fourragères les plus belles, des panais magnifiques, des betteraves superbes, des navets succulents, et qui donnait de tout en abondance à ses vaches; comment aller lui dire : « Vos vaches crèvent « de faim, il faut changer leur régime! »

Un tel jugement ne pouvait évidemment être du goût de l'intéressé, et je ne fus nullement surpris d'apprendre, à quelques jours de là, qu'on n'en avait tenu aucun compte. Bien plus, on crut devoir appeler à la rescousse un de ces guérisseurs interlopes qui parcourent les cam-

pagnes, puis une femme du pays dont la répu-
tation s'étendait au loin. Chose remarquable,
cette femme, tout à fait illettrée et qui ne se
rendait probablement aucun compte de la situation, mit pourtant le doigt sur la plaie en
prescrivant l'administration d'une certaine dose
journalière de sulfate de fer, à l'intérieur.

Mais il était trop tard ; ce traitement *au fer*,
quoique parfaitement indiqué en la circonstance,
quoique parfaitement rationnel, ne pouvait seul
aboutir à aucun résultat, et c'est alors, qu'après
deux ou trois mois de tergiversations et d'ater-
moiements, on se décida enfin à suivre mes
prescriptions. On fit descendre les vaches de la
montagne sur les bords de la mer, dans une
vieille ferme en plein rapport depuis des siècles,
et ce simple changement, combiné avec quelques modifications dans le régime, quelques
indications simples de thérapeutique, amena en
très-peu de temps une amélioration sensible
dans l'état du troupeau, puis enfin son rétablis-
sement complet.

Maintenant, messieurs, il nous faut conclure,
car, j'ai l'honneur de vous le répéter, ce travail
n'a été entrepris qu'au point de vue de l'utilité
pratique des conclusions à en déduire. Pour
ma part, j'aperçois, comme conséquences directes des faits dont je viens de faire la relation,
lesquels sont beaucoup plus nombreux qu'il n'y
paraît d'abord, à cause du peu d'attention qu'on
y a apporté jusqu'ici ; j'aperçois, dis-je, comme
conséquence de ces faits, la nécessité de for-
muler certaines règles pratiques à méditer et a
suivre par tout cultivateur et par tout propriétaire désireux d'entreprendre des défrichements
pour n'avoir pas trop à redouter les déceptions
cruelles, et même, dans certains cas, la ruine
inévitable.

Laissant à de plus savants et à de plus habiles
le soin de rechercher les bases essentielles et
nécessaires d'une théorie rationnelle des défrichements en Bretagne, chose qui est encore à

faire, je poserai néanmoins les deux questions suivantes, que j'offre aux méditations des intéressés :

Est-ce que, en présence des faits dont je viens de présenter l'historique très-fidèle, et eu égard aux conséquences qui en découlent, le cultivateur ou le propriétaire qui veut se lancer dans les spéculations de défrichements ne doit pas s'arrêter un instant pour réfléchir et pour méditer, avant d'entreprendre de toutes pièces et sur une grande échelle, des opérations dont les résultats peuvent devenir désastreux par leurs effets sur le bétail ?

Est-ce que, dans ces mêmes conditions, le défrichement gradué et successif, ayant pour base la ferme ancienne, depuis longtemps en état d'exploitation, s'étendant de proche en proche, allant *du pré à la lande*; le système enfin que j'appellerai, si vous le voulez bien, messieurs, *du défrichement en tache d'huile*, n'est pas, à tous égards, de beaucoup préférable au défrichement en bloc qui vient s'imprimer au milieu de la lande comme une tache d'encre sur une feuille blanche, et qui d'ailleurs n'apparaît là que comme une oasis éphémère dans un désert permanent ; un défrichement enfin dont l'effet principal sera de justifier une fois de plus ce vieux proverbe désespérant de notre vieille langue : « *Lande tu étais, lande tu es, lande tu seras !* »

Je sais que des économistes, qui ont l'habitude de l'observation pratique dégagée des préjugés et des idées préconçues, se sont déjà prononcés dans le même sens. Mais à un autre point de vue aussi, je crois, messieurs, que les questions que je viens de poser appellent l'attention sérieuse des propriétaires ruraux et des agronomes amateurs trop disposés souvent à se laisser aller aux illusions décevantes des théories fantaisistes.

VI

COROLLAIRES

Considérations sur la prophylaxie des maladies épizootiques, enzootiques et contagieuses.

Sublata causâ, tollitur effectus, dit le vieil axiôme hippocratique. Rien de plus juste, à la vérité, et tout le secret des moyens préventifs des affections épizootiques, enzootiques ou sporadiques repose sur le principe de la connaissance préalable des causes de ces maladies.

D'où il résulte que la législation sanitaire actuelle, qui ne s'est guère inspirée que des moyens d'arrêter l'essor des maladies, de s'opposer à leur propagation par les voies ordinaires, et enfin de parvenir le plus promptement possible à leur extinction, sans autrement remonter à la recherche des causes premières, serait à refondre à peu près entièrement, ou du moins à reprendre par la base, pour s'appuyer désormais sur le principe plus juste et plus rationnel énoncé plus haut.

Mais, en vérité, je ne sais, pour ma part, jusqu'à quel point il est utile que l'action législative intervienne dans le règlement des choses de la prophylaxie, si ce n'est d'une manière très-générale seulement, et pour donner aux pouvoirs-publics, aux administrations locales et à l'initiative privée la faculté d'agir suivant les mille et une circonstances diverses qui peuvent se présenter dans la pratique.

Le fait est qu'on aura beau légiférer sur le charbon, sur la rage, sur-la morve et le farcin, sur toutes les maladies contagieuses quelconques qui se transmettent avec tant de facilités à l'homme, on pourra bien réussir à borner le rayon d'activité de l'une ou l'autre de ces maladies, mais on n'en aura pas pour cela tari la source, et c'est là, à mon avis du moins, le point le plus important.

Au surplus, la législation actuelle suffit amplement aux nécessités des diverses situations qui peuvent se présenter. Les articles 1382 et 1385 du Code civil, en établissant d'une manière irrécusable la responsabilité des propriétaires vis-à-vis des tiers qui peuvent être lésés, et les articles 459, 460, 461 et 462 du Code pénal, en définissant et stipulant d'une façon précise les devoirs des mêmes propriétaires dans le cas de maladies contagieuses sur les bêtes, suffisent amplement, quand ils sont bien observés, à garantir le domaine public contre les dangers de la propagation.

Mais, encore une fois, il vaudrait mieux prévenir le mal que d'avoir à le combattre, et pour cela nous ne voyons qu'un moyen, la diffusion des connaissances exactes que la science a découvertes touchant les signes et symptômes des maladies, leurs effets désastreux, leurs causes certaines ou probables, etc.

Il est bien entendu que par ces mots : *diffusion*

des connaissances exactes, je ne prétends pas le
moins du monde faire faire *ipso facto* de chacun
un médecin ou un vétérinaire. Une pareille
idée serait le comble de l'absurdité, et, Dieu
merci, j'ose croire que l'absurdité n'est pas mon
fait. Non, mais je suis convaincu qu'il serait
possible, sans trop d'efforts, d'arriver à incul-
quer dans l'esprit des masses des notions géné-
rales assez exactes et assez complètes pour per-
mettre au premier venu de reconnaître, ou tout
ou moins de présumer, après examen, la nature
de la maladie qui sévit sur son bétail, et pour
l'amener par suite à prendre les mesures que
ses intérêts lui commandent aussi bien que la
loi.

Pour cela il y a deux moyens à mettre en
pratique : *l'enseignement* et *l'association*. Nul besoin d'insister sur les avantages d'un enseignement bien compris et convenablement approprié. Lors même qu'on n'arriverait, par ce
moyen, qu'à redresser les erreurs formidables
qui ont cours dans la pratique populaire, à l'endroit des maladies épidémiques et épizootiques,
ce serait beaucoup déjà. Mais je suis persuadé
qu'on peut faire mieux encore.

Quant au principe d'association appliqué
comme moyen préservatif et préventif des maladies des bêtes, on m'appellera peut-être uto-
piste, comme on en a coutume, mais il me semble qu'il n'y a rien de plus simple. Il suffirait de
créer, *sur place*, l'assurance mutuelle entre les
cultivateurs d'un même pays. Il est clair que si
cette idée venait à s'implanter dans l'esprit de
nos populations rurales, chaque propriétaire
associé ayant intérêt à dépenser le moins possible, s'intéresserait par là même non pas seulement au maintien en bonne santé de son
propre bétail, mais encore à la conservation du
bétail voisin. Cette préoccupation le conduirait
évidemment à rechercher les causes des maladies qui viendraient à sévir autour de lui. Or

qui cherche trouve tôt ou tard , dit l'Ecriture ;
« *Querite et invenietis*. »

Mais ce ne serait pas là le seul avantage à
recueillir de cette institution. Le populaire ,
conduit à appliquer ses soins et son intelligence
à la recherche d'une inconnue redoutable pour
lui , ne tarderait pas à mieux comprendre que
nul ne peut savoir que ce qu'il a appris, ce qui
serait tout au profit de la pratique médicale et
vétérinaire.

Bien plus, l'action de l'autorité serait facilitée
dans ces graves circonstances d'une manière
très-sensible, puisque le simple bon sens, guidé
par l'intérêt, bien autrement efficace que la
crainte des peines portées par la loi contre tout
réfractaire aux mesures prescrites par elle, indi-
querait à chacun la conduite à suivre en ces
occurrences.

Enfin , de la même manière se trouverait
résolue, au mieux des intérêts généraux et des
intérêts particuliers, la question des indemnités
à accorder aux propriétaires d'animaux morts
par suite de maladies contagieuses. En principe
et en droit , l'Etat ne doit rien , car la chose
périt pour le maître , *res perit domino*. Mais
l'usage s'étant établi, en France, d'accorder une
indemnité proportionnelle très-faible , dans le
cas de pertes de bétail , c'est sur nous tous ,
c'est-à-dire sur la collectivité des citoyens, que
retombe la charge de ces indemnités toujours
insuffisantes, et que le système de l'assurance
par voie d'association aurait aussi pour effet de
rendre inutile (1).

---

(1) Je ne parle pas de l'indemnité prescrite pour
cause d'abattage, en cas de typpus contagieux , et
comme moyen préservatif. Ce cas spécial est réglé,
comme chacun sait, par la loi du 30 Juin 1866.

Nous appellerons, en terminant, la sérieuse attention de nos administrateurs, des propriétaires ruraux, des cultivateurs de toutes classes, des hommes d'initiative et de progrès sur cette œuvre de l'*assurance agricole mutuelle contre la mortalité du bétail*, à créer dans nos campagnes, au grand profit de la science et pour le bien du pays.

Landerneau, Juillet 1872.

H.-M. TANGUY,

VÉTÉRINAIRE.

Brest — Typ.-Lith. J.-P. Gadreau, rue de la Rampe, 55.

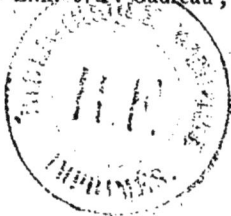

www.ingramcontent.com/pod-product-compliance
Lightning Source LLC
Chambersburg PA
CBHW060443210326
41520CB00015B/3823